RÈGLES DE CONDUITE

DES

MÉDECINS

DANS LEURS RAPPORTS

AVEC LES COMPAGNIES D'ASSURANCES SUR LA VIE

PAR

LE DOCTEUR GAUDERON

PROFESSEUR A L'ÉCOLE DE MÉDECINE

MÉDECIN ADJOINT DE L'HOPITAL SAINT-JACQUES, ETC.

BESANÇON

IMPRIMERIE ET LITHOGRAPHIE DE PAUL JACQUIN

Grande-Rue, 14, à la Vieille-Intendance

1891

RÈGLES DE CONDUITE

DES

MÉDECINS

DANS LEURS RAPPORTS

AVEC LES COMPAGNIES D'ASSURANCES SUR LA VIE

PAR

LE DOCTEUR GAUDERON

PROFESSEUR A L'ÉCOLE DE MÉDECINE

MÉDECIN ADJOINT DE L'HOPITAL SAINT-JACQUES, ETC.

BESANÇON

IMPRIMERIE ET LITHOGRAPHIE DE PAUL JACQUIN

Grande-Rue, 14, à la Vieille-Intendance

1891

RÈGLES DE CONDUITE

DES MÉDECINS

DANS LEURS RAPPORTS

AVEC LES COMPAGNIES D'ASSURANCES SUR LA VIE

Les assurances sur la vie jouent, dans les sociétés contemporaines, un rôle des plus utiles, des plus moraux, et dont l'importance tend de jour en jour à s'accroître; dans le cours de leur carrière, les médecins sont fréquemment appelés, à propos d'assurance sur la vie, à entrer en rapport avec les Compagnies d'assurances, et, dans ces circonstances de leur vie professionnelle, les médecins sont obligés de veiller, avec un soin jaloux, sur la dignité et la discrétion qui sont le devoir, l'honneur de leur profession, et dont les Compagnies d'assurances sont trop souvent disposées à faire bon marché, au profit de leur intérêt particulier, de l'intérêt de leurs actionnaires.

Reçoivent-elles une proposition d'assurance de la part d'un particulier, les Compagnies, dont l'intérêt évident est de n'assurer que des personnes ayant les plus grandes chances de longévité, demandent tout naturellement à un médecin de les éclairer sur la santé actuelle, les antécédents personnels et héréditaires du proposant, de déterminer, à l'aide de ces données, ce qu'on pourrait appeler la *valeur assurable du proposant*, ses chances de survie ;

les résultats de cet examen médical sont consignés dans ce qu'on appelle le certificat médical, qui sera transmis à la Direction générale et contrôlé par les Directeurs et le conseil médical de la Compagnie. Mais quelquefois la Compagnie, pensant que le médecin certificateur, étranger au proposant et qu'il n'a jamais eu occasion de soigner ni de connaître, pourrait laisser passer certains faits médicaux personnels, ignorer certaines prédispositions héréditaires, la Compagnie, dis-je, appelle à son secours le médecin traitant et le prie de lui fournir, au sujet de la santé du proposant, tous les renseignements les plus complets ; c'est afin d'avoir le moyen de se procurer ces renseignements que la Compagnie d'assurances demande au proposant de lui fournir le nom de son médecin habituel.

Le médecin traitant n'en a pas fini avec la Compagnie à laquelle son client a proposé une assurance ; ce client vient-il à succomber, sa mort a-t-elle été prématurée et sa longévité n'a-t-elle pas répondu aux espérances, aux prévisions du médecin certificateur, vite la Compagnie d'assurances, profitant d'une clause (1) insérée dans la police signée de l'assuré défunt, va prier le médecin traitant de lui fournir un certificat établissant *le genre et la durée de la maladie* à laquelle l'assuré a succombé ; en vertu de la clause précitée du contrat d'assurance, la Compagnie se refusera à payer le montant de l'assurance, tant que le certificat demandé n'aura pas été fourni par les ayants droit de l'assuré défunt ; prétention bien singulière cependant d'une Compagnie qui accepte comme bonne à assurer une personne, qui s'engage à payer au décès de cette personne une somme convenue d'avance, moyennant

(1) Cette clause est énoncée tout au long dans le jugement du tribunal de Besançon ; elle est comprise dans l'article 15 des polices du *Phénix*. Une clause analogue se retrouve dans les polices des autres compagnies d'assurances sur la vie.

certaines conditions, et qui, après décès de l'assuré, semble chercher les moyens d'échapper aux conséquences d'un contrat parfaitement régulier : pourquoi, en effet, ce certificat *post mortem* demandé au médecin traitant, sinon pour découvrir s'il n'y a pas quelque contradiction entre les déclarations de l'assuré, au moment de l'examen médical préalable à l'assurance, et les termes du certificat établi par le médecin traitant sur le genre et la durée de la maladie ? L'assuré a-t-il, par exemple, déclaré au médecin examinateur qu'il n'avait jamais souffert de la poitrine, qu'il ne ressentait rien d'anormal dans les voies respiratoires au moment de l'examen, et le certificat rédigé par le médecin traitant établit-il, au contraire, par la durée assignée à la tuberculose pulmonaire, cause du décès de l'assuré, qu'il souffrait déjà de cette maladie au moment où il a contracté son assurance, la Compagnie, jugeant qu'il y a eu dissimulation, fausse déclaration de la part de l'assuré, pourra intenter aux ayants droit de l'assuré décédé une action judiciaire, ou bien leur proposer un arrangement amiable, s'ils veulent échapper à un procès.

Un autre cas, rare il est vrai, mais possible, se rencontrera, où le médecin traitant entrera en rapport avec une Compagnie d'assurances : un assuré est décédé, sa mort a été rapide, subite, absolument imprévue, des bruits désobligeants circulent dans le public et sont parvenus aux oreilles des agents de la Compagnie ; des doutes s'élèvent dans leur esprit sur le genre de mort auquel a succombé l'assuré ; n'aurait-il pas porté sur lui-même une main suicide ? Cette question une fois posée, la Compagnie aime à se rappeler l'inépuisable obligeance du médecin traitant, bien vite elle lui demande de l'éclairer sur le genre de mort auquel a succombé son client assuré par la Compagnie. Par ces exemples, on voit dans combien de circonstances différentes un médecin, qu'il soit étranger ou attaché à une Compagnie d'assurances, peut être sollicité par elle de devenir, en quelque sorte, son agent officiel ou officieux.

La conduite du médecin examinateur chargé par la Compagnie de l'éclairer sur la valeur assurable d'un proposant sera facile ; il se bornera à rester ce qu'est toujours le médecin expert vraiment digne de ce nom : attentif et complet dans ses investigations, sincère et consciencieux dans ses déclarations, inébranlable dans sa discrétion professionnelle.

Mais si le devoir est nettement tracé par la déontologie médicale pour le médecin de la Compagnie, il n'en est pas de même pour le médecin traitant du proposant ; aux sollicitations que lui adressent les Compagnies d'assurances, que répondra le médecin traitant ? Les accueillera-t-il favorablement, ou devra-t-il les repousser toutes en bloc ? C'est ce qu'il ne sera peut-être pas inutile d'examiner dans ce travail, dans lequel je chercherai à répondre aux questions que se pose le médecin traitant dans les circonstances particulières où, à titre professionnel, il est obligé d'entrer en rapport avec les Compagnies d'assurances.

1er cas. — *Le médecin traitant peut-il accepter d'une Compagnie d'assurances la mission d'examiner un de ses clients et de rédiger un rapport médical sur l'état de santé de ce client, et ses chances de longévité ?*

Non certainement, parce qu'en acceptant cette mission, il s'expose à nuire gravement aux intérêts de son client, au profit de la Compagnie d'assurances, des intérêts de laquelle il n'a nullement cure ; et, s'il s'expose à causer un dommage à son client, c'est parce qu'il a oublié l'article 378 du Code civil, et l'obligation absolue du secret médical.

Mais, à supposer même que le client relève son médecin du secret professionnel, et le prie d'accepter d'une Compagnie le rôle de médecin examinateur, le médecin doit décliner cette offre, refuser cette mission, et voici d'après quels arguments il peut, à mon avis, se déterminer à tenir cette conduite.

Le proposant a une tuberculose au début, douteuse même, mais moins douteuse pour le médecin traitant que pour un autre médecin quelconque ; ou bien le proposant est atteint d'une affection cardiaque légère, fruste, parfaitement compatible avec une longévité suffisante pour assurer tous les intérêts d'une Compagnie d'assurances ; ou bien le proposant a été atteint autrefois d'une syphilis bénigne, ignorée du client, connue du médecin traitant seul, et dont la guérison est démontrée par l'immunité de la femme et des enfants du proposant ; ou bien encore la proposante, pour prendre le cas d'une femme, a été victime d'une syphilis conjugale ignorée d'elle, mais connue de son médecin ; le médecin traitant acceptera-t-il d'être médecin examinateur de ses clients pour le compte de la Compagnie d'assurances et de rédiger un rapport médical complet sur l'état de santé actuelle et les antécédents personnels et héréditaires de ses clients ? Dans ce cas, et dans les réponses à inscrire sur le questionnaire de la Compagnie, il se trouvera forcément placé entre sa conscience et les égards qu'il doit à ses clients. Ira-t-il inscrire, sur son rapport médical, tous les diagnostics douteux qui assiègent son esprit, toutes les imminences morbides qu'il redoute pour ses clients, tous les diagnostics désobligeants dont il peut avoir eu connaissance depuis qu'il donne ses soins à un proposant ? S'il le fait, c'est un échec certain qu'il prépare à son client dans la proposition d'assurance que ce client adresse à une Compagnie : s'il ne le fait pas, que deviennent sa conscience et le respect dû à ses obligations ?

En dernière analyse, le médecin traitant doit donc rester neutre dans les propositions d'assurance qui concernent ses clients ; il ne doit pas accepter ni de la Compagnie, ni du proposant, si celui-ci est son client, la mission de médecin examinateur ; certainement il ne doit pas nuire à la Compagnie d'assurances en lui fournissant, sur la santé d'un client, un certificat trop favorable et tout de complaisance, mais il ne doit pas non plus, et avant tout, nuire à son client, dont les intérêts lui sont plus chers que les intérêts de la Compagnie. C'est à cette dernière qu'il appartient de n'accorder de contrat d'assurance qu'à des gens exempts de tares organiques et de maladies ignorées ou dissimulées, qui peuvent causer des morts prématurées ; c'est à la Compagnie à demander à son médecin la plus grande attention dans l'examen de la santé des proposants. Quant au médecin traitant, lié par l'obligation du secret et l'égard qu'il doit aux intérêts de ses clients, il a le devoir strict de refuser aux Compagnies d'assurances toute communication, renseignement ou rapport relatifs à la santé de ses clients.

2e cas. — *Le rapport médical rédigé par le médecin examinateur peut-il être remis à l'agent régional de la Compagnie, avec la possibilité pour ce dernier de prendre connaissance de la teneur de ce rapport ?*

Il est, à mon avis, très important que le rapport médical reste absolument secret ; il serait profondément regrettable que l'agent régional de la Compagnie, qui n'est nullement tenu au secret, pût connaître cet examen par le détail, y apprendre, par exemple, que le proposant a été autrefois atteint de syphilis, atteint actuellement de diabète, de cancer, suspecté atteint de tuberculose pulmonaire, de maladie organique du cœur.

L'agent général connaît généralement très bien le proposant ; il peut être indiscret, se servir des notions que lui fournit le rapport médical, pour nuire à la considération, à l'honneur, aux intérêts du proposant ou de sa famille.

Le cas est rare, j'en conviens, d'un abus si condamnable ; il est cependant possible ; un de nos confrères en citait récemment un exemple, et c'en est assez pour que le médecin ne laisse pas à un agent régional d'une Compagnie d'assurances la possibilité de prendre communication d'un document destiné à rester secret.

Le médecin examinateur doit donc adresser directement son rapport médical à l'agence centrale de la Compagnie ; là, il est vrai, les détails du rapport seront lus, les secrets du proposant seront connus des directeurs généraux d'un côté, et, de l'autre, du conseil médical de la Compagnie ; mais la divulgation du rapport médical à ces deux classes de personnes n'aura aucun inconvénient grave pour le proposant, étant donné que le conseil médical est tenu au secret par l'article 378 du Code pénal, et que les directeurs ne connaissent nullement le proposant, dans l'immense majorité des cas.

Quelques personnes pourraient considérer comme sans importance la communication du rapport médical à l'agent régional d'une Compagnie d'assurances ; je dois remarquer qu'il est difficile de partager leur avis, quand on réfléchit quelque peu sur ce sujet : en effet, si, par suite d'une indiscrétion commise par l'agent régional, le proposant était lésé dans ses intérêts ou sa considération, il serait parfaitement en droit d'intenter à l'agent indiscret une action judiciaire, qui pourrait facilement rebondir sur le médecin examinateur, par la faute duquel les secrets à lui confiés par le proposant ont été violés par l'agent régional.

3e cas. — *Un assuré étant décédé, son médecin traitant peut-il être légalement obligé de fournir aux héritiers de l'assuré défunt, pour le remettre à la Compagnie d'assurances qui le réclame impérieusement, sous peine de refus de paiement du montant de l'assurance, un certificat relatant la nature et la durée de la maladie à laquelle a succombé l'assuré?*

Dans deux occasions, à ma connaissance, des médecins français ont refusé de fournir aux héritiers de leur client décédé le certificat *post mortem* exigé par les Compagnies d'assurances; dans ces deux cas, les héritiers de l'assuré défunt ont intenté à ces médecins récalcitrants une action judiciaire à l'effet de les contraindre à fournir le certificat susindiqué, et dans ces cas, deux tribunaux français ont approuvé, dans des jugements fortement motivés, la conduite de ces deux médecins, gardiens fidèles du secret médical.

Il ne sera peut-être pas sans intérêt de relater brièvement les phases successives de ces deux affaires médico-légales intéressantes.

Dans le premier cas, le docteur Boulan (du Havre) refuse de délivrer un certificat relatant la durée et la nature de la maladie à laquelle avait succombé un de ses clients, assuré à la Compagnie *le Monde;* avant de formuler ce refus, le docteur Boulan avait porté, devant le Syndicat des médecins du Havre, la question de la conduite à tenir par lui en cette occurrence; il avait exposé à ses confrères les raisons qui l'avaient déterminé à répondre par un refus à toute demande de certificat *post mortem*, et, après une discussion assez vive au sein du Syndicat, cette assemblée approuva la conduite du docteur Boulan, et se rangea tout entière, y compris même la minorité primitivement opposante, à l'opinion du secret absolu à garder par les médecins à l'égard des Compagnies d'assurances.

La Société de médecine légale de Paris, consultée par le docteur Gibert au nom du Syndicat des médecins du Havre, adopta, après discussion, les conclusions suivantes, proposées par le rapporteur :

« Que les médecins feront bien de refuser toujours et
» absolument de délivrer des certificats indiquant la
» nature de la maladie à laquelle a succombé un de leurs
» clients et les circonstances dans lesquelles il est mort. »

Au refus opposé par le docteur Boutan, le tuteur des enfants de son client décédé répondit par une action judiciaire intentée à l'effet de contraindre le docteur Boutan à fournir le certificat susindiqué, ou, à défaut, de payer au requérant la somme de 10,000 fr., montant de l'assurance, et aussi des dommages-intérêts, qui ne sauraient s'élever à moins de 3,000 fr.

Le tribunal du Havre, devant lequel l'affaire fut portée, fit bonne et prompte justice des prétentions injustes et exorbitantes du demandeur; il admit complètement la théorie exprimée par la majorité des membres du Syndicat des médecins du Havre et la Société de médecine légale de Paris, et il approuva la conduite du docteur Boutan par un jugement rendu en date du 30 juillet 1886. Voici ce jugement (1) :

« Les principes de la liberté professionnelle et la règle
» absolue du secret médical imposent au médecin l'obliga-
» tion d'ordre public de se refuser à la délivrance de tout
» certificat constatant les causes de la mort du client
» qu'il a traité, alors même que ce certificat serait exigé
» par une Compagnie d'assurances sur la vie, préalable-
» ment à tout versement du capital assuré. La police qui

(1) Tribunal civil du Havre. — Première chambre. — M. Bayeux, président. — Audience du 30 juillet 1886.

» renferme une telle clause n'est pas opposable au méde-
» cin, qui est un tiers au regard du contrat d'assurance
» de son client.

» Le secret étant personnel au client décédé, personne
» et principalement le tuteur des héritiers mineurs n'a le
» droit d'en relever celui qui l'a reçu, en admettant même,
» contrairement à la jurisprudence, que ce droit pût appar-
» tenir au client lui-même, qui peut très bien en ignorer
» la portée et l'étendue, le médecin étant souvent tenu de
» dissimuler la vérité à son client.

» Un syndicat de médecins a qualité pour ester en jus-
» tice, alors, du moins, qu'aucune des parties en cause ne
» s'y est opposée.

» Attendu que la Compagnie d'assurances sur la vie
» *le Monde*, après avoir assuré le sieur Jean-Félix Ni-
» cole, aujourd'hui décédé, pour une somme de 10,000 fr.,
» élève la prétention, en se fondant, paraît-il, sur un
» article de ses statuts, de ne verser la somme qu'elle doit
» aux héritiers Nicolle que sur le vu d'un certificat de
» médecin constatant le genre et la durée de la maladie
» qui a entraîné la mort de son assuré.

» Attendu que Truffault, tuteur des héritiers, les mi-
» neurs Nicole, agissant évidemment à l'instigation et
» sous la pression de la Compagnie d'assurances, a assi-
» gné le docteur Boutan, qui a soigné l'assuré pendant sa
» dernière maladie, pour le contraindre à donner le certi-
» ficat demandé; que le médecin, se retranchant derrière
» le secret professionnel qui lui est imposé, se refuse
» absolument à donner le certificat dont s'agit et a appelé
» en garantie le Syndicat des médecins du Havre, qui a
» prescrit à tous ses membres de ne fournir ni directe-
» ment ni indirectement aucuns certificats de cette nature
» aux Compagnies d'assurances sur la vie.

» Attendu que si on admet que le client d'un médecin
» peut, dans certains cas, relever celui-ci du secret pro-

» fessionnel qui lui est imposé par la loi sous des peines » sévères, il semble que ce doit être, dans tous les cas, un » droit absolument personnel, qui ne peut se transmettre » aux héritiers, et, spécialement, dans l'espèce actuelle, à » un tuteur de mineurs qui pourrait compromettre les in- » térêts de ses pupilles, et autoriser maladroitement la » révélation de secrets de nature à nuire à leur avenir.

» Attendu qu'aux termes d'une jurisprudence constante, » celui que la loi oblige au secret professionnel est seul » juge, dans son âme et conscience, de la question de » savoir s'il a été ou non consulté sous le sceau du secret ; » que, dans l'espèce, le docteur Boutan affirme qu'il ne » peut, dès lors, sous aucun prétexte, être contraint de » violer ce secret ; qu'on ne s'explique vraiment pas, » d'ailleurs, comment, alors que le ministère des méde- » cins n'est pas obligatoire et que les familles mêmes ne » peuvent exiger d'eux certaines révélations, des Compa- » gnies d'assurances sur la vie peuvent avoir l'étrange » prétention d'obliger ces médecins à fournir des certifi- » cats et à violer en leur faveur le secret qu'ils sont tenus » de garder.

» Attendu que l'appel en garantie du Syndicat des mé- » decins du Havre a été nécessité par les prétentions recon- » nues mal fondées de Truffault, qui, succombant, doit » supporter tous les dépens, etc. »

(Plaidants : Me de Grandmaison, pour M. Truffault. — Me Pellerin, pour le docteur Boutan et l'Association des médecins du Havre (1).)

Les mêmes théories médico-légales ont reçu la consécration d'un jugement du tribunal de Besançon dans une affaire d'assurance, à laquelle j'ai été personnellement mêlé.

(1) *Le Secret médical*, par le docteur Brouardel. J.-B. Baillière, 1887.

Le 8 août 1886, succombait un de mes clients assuré à la Compagnie d'assurances *le Phénix;* il mourait veuf, laissant deux enfants en bas âge; quelques jours après son décès, une lettre me fut adressée par le notaire chargé du règlement de la succession, pour me demander un certificat relatant le genre et la durée de la maladie à laquelle M. D. avait succombé; ce document était exigé de la Compagnie d'assurances, pour obtenir d'elle le paiement du montant de l'assurance; je répondis par un refus formel, déclarant que j'avais pris la détermination de refuser tout certificat de ce genre. Devant ce refus de ma part, les héritiers de M. D. m'assignèrent, ainsi que la Compagnie *le Phénix*, devant le tribunal de Besançon, et je relève dans cette assignation les motifs suivants :

« Attendu que le docteur Gauderon, médecin de l'assuré » pendant sa dernière maladie, a été vainement sollicité » de fournir un certificat exigé par la Compagnie.... ; » que, sous prétexte que la délivrance d'un certificat cons- » tituerait la violation du secret professionnel, le docteur » Gauderon s'est refusé jusqu'ici à remplir cette formalité » et a mis les demandeurs dans l'impossibilité de toucher » le montant de l'assurance à laquelle ils ont droit;

» Que le refus du docteur Gauderon est fondé sur une » fausse interprétation de l'obligation du secret médical;

» Que, en admettant par pure hypothèse qu'en principe » la délivrance d'un certificat constatant les causes d'un » décès soit interdite par les règles professionnelles, ce » principe devrait souffrir une exception, alors que les » héritiers, représentants légitimes du défunt, dispensent » eux-mêmes le médecin de l'observation de ces règles » professionnelles, et que, au surplus, les causes du décès » sont de notoriété publique;

» Que le docteur Gauderon n'a jamais motivé son refus » que sur une fausse interprétation de l'article 378 Code » pénal;

» Qu'il est, dès lors, inutile de rechercher si juridique-
» ment un médecin peut être tenu de délivrer un certificat
» utile et indispensable aux clients qu'il a soignés ou à
» ses héritiers, lesquels, d'après un usage constant,
» avaient le droit de compter sur un tel certificat : que,
» dès lors, les demandeurs sont bien fondés à agir en jus-
» tice contre le docteur Gauderon, pour faire décider
» l'inapplicabilité en l'espèce de l'article 378 Code pénal ;
» faire condamner ledit docteur à délivrer une attestation
» constatant le genre de mort à laquelle a succombé M. D. »

Et, par ces motifs, les héritiers de M. D. concluaient à l'audience à ce qu'il plaise au tribunal :

« Dire que c'est par une fausse interprétation de l'ar-
» ticle 378 Code pénal que le docteur Gauderon a refusé
» de délivrer le certificat attestant le genre de mort au-
» quel a succombé M. D. le 8 août 1886 ; le condamner à
» délivrer ledit certificat, sinon à procurer aux deman-
» deurs les moyens de toucher de la Compagnie *le Phénix*
» le montant de l'assurance à laquelle ils ont droit. »

Aux prétentions formulées dans les termes de l'assignation précédente par les héritiers de M. D., le tribunal de Besançon répondit par le jugement suivant, rendu en date du 17 février 1887, et dont je trouve le texte complet, précédé d'un sommaire et suivi d'un commentaire intéressants, dans le journal *la Loi* (16 mars 1887).

Je crois utile de citer dans toute son étendue ce jugement, que je considère comme plus compréhensif que le jugement rendu par le tribunal du Havre dans le cas du docteur Boutan ; il ne répond pas seulement, par ses considérants, au cas particulier du médecin actionné en justice pour refus de certificat *post mortem*, réclamé par une Compagnie d'assurances pour un client décédé ; mais, embrassant en quelque sorte la généralité des cas dans lesquels un médecin peut entrer en rapport avec une Compagnie d'assurances, après le décès d'un client assuré, il réduit à une juste mesure les prétentions des Compagnies d'assurances d'user du médecin traitant comme d'une sorte d'agent officiel, leur rappelle leurs obligations envers les assurés, et place dans sa situation vraie le médecin traitant, qui n'est nullement lié avec la Compagnie d'assurances, quelque clause qu'elle ait fait insérer dans le contrat d'assurance et signer de l'assuré, mais n'a d'autre obligation que celle de ménager les intérêts de son client et d'obéir à la loi qui, par l'article 378 du Code pénal, lui impose le respect impérieux et constant du secret professionnel.

Voici ce jugement avec son sommaire et ses commentaires [1] :

Médecin. — Secret professionnel. — Assurance.

Le médecin qui s'abrite derrière la prohibition de l'art. 378 C. pénal doit être le seul juge, dans son âme et conscience, de la question de savoir s'il a été consulté sous le sceau du secret : autrement, en voulant le contraindre à déduire les motifs de son silence, ce serait précisément l'obliger, par une voie indirecte, à trahir le secret qu'il a résolu de garder.

En conséquence, le médecin est bien fondé à refuser à une Compagnie d'assurances la délivrance d'un certificat constatant le genre de maladie ou d'accident auquel a succombé la personne dont la vie était assurée.

DAGUET C. GAUDERON ET COMPAGNIE D'ASSURANCES « LE PHÉNIX. »

Ainsi jugé dans les circonstances qui sont suffisamment rappelées dans le jugement suivant :

« Attendu que, suivant police en date du 14 septembre » 1883, la Compagnie d'assurances sur la vie *le Phénix* » s'est engagée à payer la somme de 5,000 fr. à Jules Da- » guet, le 14 septembre 1908, s'il était vivant, ou en cas » de mort à une époque antérieure, à la femme dudit Da- » guet, aussitôt après le décès du contractant ;

» Attendu qu'aux termes de l'article 1er des conditions

(1) Tribunal de Besançon. — Présidence de M. Béjanin. — Audience du 17 février 1887. (Correspondance particulière de *la Loi*.)

» générales de la police, les déclarations du contractant » servent de base au contrat d'assurance; toute réticence, » toute fausse déclaration qui diminueraient l'opinion du » risque, ou qui en changeraient le sujet, annulent l'assu- » rance;

» Attendu qu'aux termes de l'article 5, si la personne sur » la tête de laquelle repose l'assurance perd la vie par le fait » du bénéficiaire du contrat, l'assurance est de nul effet;

» Qu'aux termes de l'article 6, la Compagnie ne répond » pas des risques du duel, suicide ou condamnation judi- » ciaire;

» Qu'enfin, aux termes de l'article 7, la Compagnie ne » répond pas des risques de voyage ou de séjour hors » des limites de l'Europe et de l'Algérie ni des risques de » voyage par mer;

» Attendu que Jules Daguet étant mort à Besançon le » 8 août 1886, ses ayants droit ont demandé l'exécution » du contrat d'assurance; mais que la compagnie *le Phé-* » *nix* leur a opposé l'article 15 de la police ainsi conçu : Si » l'assuré est décédé, les sommes dues par la Compagnie » à son décès sont payées au siège social dans les 30 jours » de la remise de la police et des pièces justificatives dû- » ment légalisées, lesquelles comprennent notamment » l'acte de naissance, l'acte de décès de la personne dont la » vie était assurée, et le certificat du médecin constatant » le genre de maladie ou d'accident auquel elle a suc- » combé;

» Attendu que, pour se conformer à cette exigence, les » consorts Daguet se sont adressés au docteur Gauderon, » qui a soigné Jules Daguet dans sa dernière maladie; » mais que ce médecin, se retranchant derrière l'article 378 » du Code pénal, refuse le certificat qui lui est réclamé, » tandis que, de son côté, la compagnie *le Phénix* refuse » le paiement de l'indemnité tant que ce certificat ne lui » sera pas produit;

» En ce qui touche le docteur Gauderon :

» Attendu qu'en acceptant d'être le médecin de Jules » Daguet, le docteur Gauderon n'a pas pour autant con- » tracté l'obligation de délivrer à la famille de son client » tous les certificats qu'il lui plairait de demander; qu'il » peut donc repousser l'action des consorts Daguet en » faisant valoir qu'il n'existe aucun lien de droit entre lui » et les demandeurs ;

» Attendu, d'autre part, que l'article 378 du Code pénal » punit d'un emprisonnement d'un an à six mois et d'une » amende de 100 à 500 fr. les médecins, chirurgiens et » autres officiers de santé, ainsi que les pharmaciens, les » sages-femmes et toutes autres personnes dépositaires » par état ou profession des secrets qu'on leur confie, qui, » hors le cas où la loi les oblige à se porter dénoncia- » teurs, auront révélé ces secrets;

» Attendu que les termes généraux et absolus de cet » article ne comportent aucune restriction; qu'en impo- » sant à certaines personnes l'obligation du secret, le lé- » gislateur a voulu assurer la confiance qui s'impose dans » l'exercice de certaines professions et garantir le repos » des familles qui peuvent être amenées à révéler leurs » secrets par suite de cette confiance nécessaire; qu'en » conséquence il n'y a pas à distinguer entre les révéla- » tions inspirées par la malveillance et celles dictées par » tous les autres sentiments; qu'aussi la Cour de cassa- » tion décide que le délit existe dès que la révélation a » été faite avec connaissance, indépendamment de toute » intention de nuire ;

» Attendu que le médecin qui s'abrite derrière la prohi- » bition de l'article 378 du Code pénal doit être le seul » juge, dans son âme et conscience, de la question de sa- » voir s'il a été consulté sous le sceau du secret; qu'au- » trement, c'est-à-dire en voulant le contraindre à réduire » les motifs de son silence, ce serait précisément l'obliger

» par une voie indirecte à trahir le secret qu'il a résolu de » garder;

» Attendu, il est vrai, que l'article 15 de la police, en » énonçant le certificat médical parmi les pièces à pro- » duire au cas de décès de l'assuré, semble contenir une » autorisation anticipée que l'assuré lui-même donnait à » son futur médecin en le dispensant du secret profes- » sionnel; mais attendu que cette dispense, donnée au » moment où se forme le contrat, c'est-à-dire lorsque » l'assuré est en pleine santé, se réfère nécessairement à » une maladie ou à un accident à venir, et dès lors incon- » nus; qu'une semblable autorisation doit être considérée » comme nulle parce qu'elle a été concédée inconsciem- » ment; qu'au surplus elle n'a pu être consentie au mé- » pris d'une prohibition légale, qui est d'ordre public;

» Attendu que le docteur Gauderon est donc bien fondé » à refuser la délivrance d'un certificat que, dans sa cons- » cience, il juge contraire à son devoir professionnel;

» En ce qui touche la compagnie d'assurances *le* » *Phénix* :

» Attendu que la Compagnie n'a spécifié aucune fin de » non-recevoir et qu'elle a accepté le débat au fond; » qu'elle s'est bornée à faire d'abord cause commune avec » les consorts Daguet contre le docteur Gauderon pour » réclamer le certificat visé par l'article 15 de la police, » sauf à se séparer ensuite des demandeurs pour retour- » ner contre eux ce même article 15 et exiger la produc- » tion du certificat comme la condition *sine quâ non* du » paiement;

» Attendu que la fraude ne se présume pas; qu'en con- » séquence les réticences ou fausses déclarations qui, » d'après l'article 1er de la police, entraînent la nullité de » l'assurance, doivent être prouvées par la Compagnie, » si elle les invoque; mais qu'à cet égard la Compagnie » ne formule aucun grief et n'articule aucun fait; d'où

» il suit que le contrat d'assurance formé avec Jules Da-
» guet a été régulier et valable à son origine;

» Attendu qu'en vertu des articles 5, 6 et 7 de la police, » le contrat, bon au début, peut, en cours d'exécution, cesser de produire ses effets; que d'après les règles du » droit commun, ce serait à la Compagnie à prouver que » l'assuré est mort dans un des cas exceptionnels qui » font perdre le bénéfice de l'assurance; que l'on peut se » demander si l'article 15 de la police a voulu déplacer le » fardeau de la preuve ou s'il a simplement réglé la procédure du paiement; que, dans la première hypothèse, » il semble que la Compagnie, qui a rédigé à loisir la formule de ses polices afin d'en calculer les effets, eût pu » s'expliquer plus clairement, alors surtout qu'il s'agissait » de déroger aux principes par une clause rejetée à la fin » du contrat, loin des conditions essentielles à la validité » de l'assurance;

» Attendu qu'en admettant même que l'article 15 doive » être interprété dans un sens rigoureusement littéral, » c'est-à-dire que l'assuré a mis à la charge de ses représentants l'obligation de justifier que le décès n'est survenu dans aucun des cas prévus par les articles 5, 6 et » 7 de la police, cette obligation, déjà anormale, ne doit » pas être encore étendue; que l'on ne peut donc pas admettre que cet article 15, en indiquant les pièces justificatives à produire, ait organisé un mode de preuve suivant une forme sacramentelle, à peine de nullité; qu'au » contraire, il est naturel de croire que cette disposition, » si elle change implicitement le rôle des parties quant à » la charge de la preuve, le laisse pour le surplus sous » l'empire du droit commun;

» Attendu qu'en conséquence il paraît incontestable que » les actes de naissance ou de décès prévus par l'article 15 » peuvent être suppléés par des actes équivalents, tels » que l'acte de notoriété organisé par l'article 70 du Code

» civil, ou par tout autre mode de preuve, conformément » à l'article 46 du même code ;

» Que de même, le certificat médical peut être suppléé » quand il y a impossibilité de se le procurer ; que cela » paraît évident au cas où l'impossibilité proviendrait de » la mort subite du médecin traitant ; qu'il suffirait alors » de faire application des principes généraux en matière » de preuves (art. 1348 et 1353 du Code civil) ; mais que la » solution doit être la même au cas où l'on se trouve en » face d'une impossibilité légale, née de l'article 378 du » Code pénal ;

» Attendu que, dans l'espèce, l'impossibilité de la preuve » prévue par l'article 15 étant démontrée, les demandeurs » qui n'ont pas eu d'autres moyens de se procurer une » preuve écrite doivent être admis à faire leur preuve par » témoins et même par simples présomptions ;

» Attendu qu'il est dès à présent démontré que Jules » Daguet n'est pas mort dans un de ces voyages lointains » que prévoit l'article 7 de la police ; que cela ressort suf- » fisamment des termes de son acte de décès dressé à » Besançon ; que, d'autre part, il est certain qu'il n'est pas » mort par suite de condamnation, d'assassinat, de duel » ou de suicide, seuls cas prévus et exclus par les ar- » ticles 5 et 6 de la police ; qu'en effet, aux termes des » articles 29, 44 et 50 du Code d'instruction criminelle, » s'il s'était agi d'une mort violente, ou d'une mort dont » la cause était inconnue et suspecte, l'autorité munici- » pale aurait eu le devoir d'en donner avis sur-le-champ » au procureur de la république, et une information, dont » il resterait trace, aurait été immédiatement ouverte ;

» Attendu, dès lors, que ces présomptions, graves, pré- » cises et concordantes, surtout si elles sont rapprochées » de cette circonstance que la Compagnie n'allègue rien, » rendent inutile de recourir à une enquête qui, dans l'es- » pèce, ne serait qu'une pure et vaine superfluité ;

» Attendu, sur les dépens, que la compagnie *le Phénix*, » en exigeant indûment le certificat du médecin traitant, » a indirectement contraint les consorts Daguet à mettre » en cause le docteur Gauderon; que cette Compagnie doit » donc supporter tous les dépens;

» Par ces motifs,

» Le tribunal déclare les consorts Daguet mal fondés » dans leurs conclusions contre le docteur Gauderon, les » en déboute;

» Condamne la compagnie *le Phénix* à payer aux consorts » Daguet la somme de 5,000 fr., avec les intérêts de droit;

» La condamne en outre à tous les dépens. »

(Plaidants : Me Belin, pour les consorts Daguet; Me Francey, pour le docteur Gauderon, et Me Bouvard, pour la Compagnie. — M. Schuler, substitut, concl. conf.)

« Observation. — La Cour de cassation a décidé, dans » une affaire qui a eu un certain retentissement, que la » disposition de l'article 378 du Code pénal est générale et » absolue et punit toute révélation du secret profession- » nel, sans qu'il soit nécessaire d'établir à la charge du » révélateur l'intention de nuire. Cass., 19 déc. 1885 (V. *la* » *Loi*, 24 janv. 1886 et la note).

» L'espèce du jugement relaté ci-dessus n'est pas la » même que celle de l'arrêt de la Cour de cassation, » puisque le docteur Gauderon, bien loin de révéler un se- » cret professionnel, s'est refusé à délivrer, même sur la » demande de la famille, un certificat pour faire connaître » la nature de la maladie à laquelle avait succombé la per- » sonne dont la vie était assurée.

» Pouvait-on le contraindre à délivrer le certificat demandé ?

» Nous ne le pensons pas. S'il est vrai, comme le fait re- » marquer notre jugement, qu'en signant la police qui exige » la production d'un certificat médical en cas de décès,

» l'assuré semble avoir donné une autorisation anticipée à » son futur médecin en le dispensant du secret profession- » nel, cette dispense est nulle parce qu'elle a été concédée » inconsciemment et qu'elle n'a pu être consentie au mé- » pris d'une prohibition légale qui est d'ordre public.

» Voir sur cette question une note très détaillée de » M. Ruben de Couder, sous l'arrêt de cassation du 18 dé- » cembre 1885, dans le *Recueil périodique des Pandectes* » *françaises*, 1886, 1, 120. »

Après lecture de ce jugement, les Compagnies d'assurances ne pourront plus dire que, en signant son contrat d'assurance, l'assuré décédé, par l'article 15 de ce contrat, relevait son médecin traitant du secret professionnel et lui donnait l'autorisation anticipée de fournir à la Compagnie le certificat qu'elle devait réclamer *post mortem;* car, dans ses considérants, le tribunal de Besançon a répondu à cette prétention de la Compagnie : « Que cette dis- » pense, donnée au moment où se forme le contrat, se » réfère nécessairement à une maladie ou à un accident à » venir, et dès lors inconnus; qu'une semblable autorisa- » tion doit être considérée comme nulle, parce qu'elle a » été consentie inconsciemment ; qu'au surplus, elle n'a » pu être consentie au mépris d'une prohibition légale » (art. 378 du Code pénal), qui est d'ordre public. »

La Compagnie d'assurances insinuera-t-elle que, en refusant le certificat demandé par elle, le médecin va à l'encontre des intérêts des héritiers de son client défunt ; qu'en le donnant, au contraire, il hâtera le moment où les héritiers pourront entrer en possession du montant de l'assurance? A cet argument tentateur, le médecin répondra, avec le tribunal de Besançon, qu' « il n'y a pas à » distinguer entre les révélations inspirées par la malveil- » lance et celles dictées par tous les autres sentiments ; » qu'aussi, la Cour de cassation décide que le délit

» (de violation du secret médical) existe dès que la révé-
» lation a été faite avec connaissance, indépendamment
» de toute intention de nuire. »

Enfin le médecin conclura que, pour toutes les raisons énoncées dans le jugement du tribunal de Besançon, « il » est bien fondé à refuser la délivrance d'un certificat que, » dans sa conscience, il juge contraire à son devoir pro- » fessionnel. »

Le jugement du tribunal de Besançon comme celui du tribunal du Havre sont, il faut bien le remarquer, restés non frappés d'appel; depuis l'année 1887, aucune action judiciaire n'a été intentée, à ma connaissance, par les Compagnies d'assurances contre les nombreux médecins qui, dans notre ville comme dans toute la France, ont refusé aux Compagnies d'assurances des certificats *post mortem;* c'est dire qu'elles se sont décidées à se passer de ce document, dans lequel elles pouvaient chercher et trouvaient, quelquefois, un injuste prétexte à des actions judiciaires contre les héritiers des assurés défunts, ou une occasion de demander une réduction amiable des sommes assurées; c'est dire, enfin, que la jurisprudence est définitivement fixée, au grand avantage des assurés et de leurs héritiers, en faveur des médecins fidèles observateurs du secret médical.

Cependant, depuis que ce mémoire a été lu devant l'Association des médecins du Doubs, j'ai eu connaissance d'un jugement porté devant la cour d'appel de Paris, par une Compagnie d'assurances sur la vie, condamnée par le tribunal de la Seine à payer à une veuve la prime d'assurance de son mari défunt, malgré le refus du certificat médical *post mortem* exigé par la Compagnie.

Voici le fait tel que je le trouve relaté, trop succinctement, il est vrai, dans la *Semaine médicale* du 18 février 1891.

« La Cour d'appel de Paris, dans son audience du 4 fé-
» vrier 1891, a confirmé un jugement du tribunal de com-

» merce de la Seine, rendu le 4 juillet 1889, contre une
» Compagnie d'assurances qui se refusait à payer la
» prime à la veuve d'un assuré, parce que celle-ci ne pro-
» duisait pas le certificat médical constatant le genre et la
» durée de la maladie qui avait causé la mort de son
» mari. La bénéficiaire justifiant de l'impossibilité de pro-
» duire le certificat médical que la Compagnie lui réclamait,
» par le refus même du médecin, qui se fondait sur le
» secret professionnel, les premiers juges — les motifs du
» jugement ont été adoptés en appel — avaient reconnu
» que « le médecin, tenu au secret professionnel, n'est pas
» obligé de fournir un certificat sur la cause d'un décès ;
» que lui seul est juge de la question de savoir si le fait
» dont il a reçu communication par état ou profession lui
» a été confié sous le sceau du secret. »

Avec la haute autorité qui s'attache à tous ses jugements, la Cour de Paris devant laquelle, pour la première fois à ma connaissance, une affaire de ce genre a été portée en appel, la Cour de Paris, dis-je, a confirmé les théories soutenues devant les tribunaux par le docteur Boutan (du Havre), et l'auteur de ce mémoire, et a donné ainsi satisfaction au vœu légitime des médecins rigoureux observateurs de l'article 378 du Code pénal, et aux intérêts des assurés, qui désormais auront la certitude de ne pas laisser dans leur police d'assurances matière à des procès du genre de ceux relatés dans ce mémoire.

4e cas. — *A défaut d'un certificat relatant la nature et la durée de la maladie à laquelle a succombé un de ses clients, le médecin peut-il fournir aux Compagnies d'assurances un certificat établissant que ce client est mort de mort naturelle ?*

Non, le médecin ne doit fournir, dans aucun cas, aucun certificat de ce genre à une Compagnie. Il suffit, en effet, de réfléchir quelque peu pour apercevoir les inconvénients qu'il peut y avoir à délivrer un certificat de ce genre. Dans l'immense majorité des cas, la mort est naturelle, et délivrer un certificat de ce genre de mort n'offre aucun inconvénient; mais que fera le médecin traitant dans un cas de mort suicide d'un de ses clients, quand la Compagnie d'assurances viendra lui demander un certificat établissant la mort naturelle de l'assuré défunt? Cette mort peut être le secret personnel du médecin, qui est le seul à la connaître, à la soupçonner; ira-t-il dévoiler ce secret? il viole ouvertement l'article 378 du Code pénal; se refuse-t-il, au contraire, à délivrer un certificat quelconque? ce refus équivaut à une violation du secret, à une attestation de mort suicide, puisque nous supposons que jusque-là le médecin n'a jamais refusé de délivrer des certificats relatifs au genre de mort d'assurés décédés; certifiera-t-il, au contraire, que l'assuré est mort de mort naturelle? Sa conscience lui interdit absolument une déclaration si contraire à la vérité.

Que le médecin laisse donc les Compagnies d'assurances aux prises avec des difficultés que lui, médecin traitant, n'a nullement devoir ou mission de chercher à aplanir, et qu'il refuse absolument, après décès d'un client assuré, tout certificat qui pourrait être si nuisible aux intérêts des héritiers de son client, si dommageable à l'honneur du nom et de la famille de son client.

CONCLUSIONS

On pourrait résumer, dans les quatre propositions suivantes, les devoirs des médecins des Compagnies d'assurances sur la vie, et ceux des médecins traitants des personnes assurées dans leurs rapports avec les Compagnies d'assurances.

1° Le médecin de la Compagnie d'assurances est tenu,

par l'article 378 du Code pénal, à garder le secret des déclarations à lui confiées par la personne à assurer ; et, comme corollaire de cette obligation, il ne doit jamais laisser entre les mains de l'agent régional de la Compagnie le certificat médical rédigé d'après les déclarations et l'examen du proposant, mais il doit adresser lui-même à l'agence centrale de la Compagnie ce certificat, soigneusement cacheté.

2° Le médecin traitant ne doit pas accepter d'une Compagnie d'assurances la mission de médecin examinateur d'un de ses clients qui désire s'assurer à cette Compagnie ; et cela, malgré l'assentiment et même l'insistance de son client.

3° Après décès d'un de ses clients assuré sur la vie, le médecin traitant doit refuser à la Compagnie d'assurances tout certificat relatif à la durée et au genre de maladie à laquelle ce client assuré a succombé.

4° Après décès d'un de ses clients, le médecin traitant ne doit même jamais fournir à une Compagnie d'assurances un certificat relatant le genre de mort auquel un client assuré a succombé subitement ou dans le cours d'une maladie.

BESANÇON, IMPRIMERIE ET LITHOGRAPHIE DE PAUL JACQUIN.

www.ingramcontent.com/pod-product-compliance
Ingram Content Group UK Ltd.
Pitfield, Milton Keynes, MK11 3LW, UK
UKHW021036260726
13994UKWH00005B/2186

9 782329 422794